U0213918

国家"十三五"重点规划图书

"识标准 知生活"全民标准知识普及丛书

营养小标签
健康大学问

郭林宇
李江华　主 编

中国质检出版社
中国标准出版社
北 京

编委会

主　编

郭林宇　李江华

副　主　编

王雪琪　徐　然

编写人员

李佳洁　李　丹

司丁华　张　鹏

孙晓宇

前 言

随着全社会健康意识的不断提高,公众对健康饮食的关注度日益上升。食品营养标签是向消费者传递营养信息、展示食品营养特性的重要载体,也是引导消费者科学选择食品的重要途径。如何读懂营养术语、看懂营养标签、通过营养标签正确选择适合自身营养结构需求的食品成为人们普遍关心的热点问题。

根据《中华人民共和国食品安全法》的有关规定,为指导和规范我国食品营养标签标示,引导消费者合理选择预包装食品,我国制定了《食品安全国家标准 预包装食品营养标签通则》(GB 28050－2011)。该标准是强制性国家标准,要求预包装食品必须标示营养标签内容,对规范企业正确标示营养标签、科学宣传营养知识、促进公众膳食营养平衡和身体健康以及保护消费者知情权、选择权和监督权等发挥了重要作用。

本书结合GB 28050－2011的规定,通过生动活泼的语言,以图文并茂的形式和丰富有趣的实例,向消费者讲解了食品营养和营养标签的知识,就人们生活中关心的营养问题答疑解惑。希望本书成为消费者日常营养选择的好帮手。

由于作者水平所限,书中如有不当之处,敬请读者批评指正。

编者

2018年2月

目 录

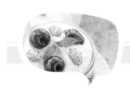 认识营养家族

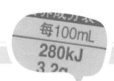

读懂营养标签

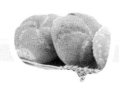# 巧选谷类食品

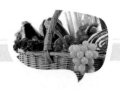

巧选果蔬制品

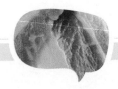

巧选肉蛋制品

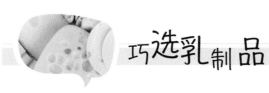

巧选乳制品

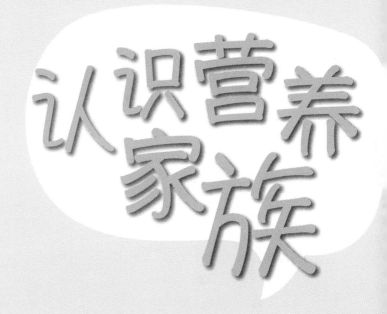

认识营养家族

 营养素，
营养家族的核心成员

Standard
什么是营养素？

GB 28050－2011《食品安全国家标准 预包装食品营养标签通则》定义：营养素是食物中具有特定生理作用，能维持机体生长、发育、活动、繁殖以及正常代谢所需的物质，包括蛋白质、脂肪、碳水化合物、矿物质及维生素等。

营养家族共有蛋白质、脂肪、碳水化合物、矿物质及维生素五大类核心营养素。蛋白质、脂肪和碳水化合物因为需要量多，在膳食中所占比重大，称为宏量营养素；矿物质和维生素因为需要量较少，在膳食中所占的比重也较小，称为微量营养素。不论是哪种营养素，都具有独特的生理功能，需要量也各不相同，多的每天需要数百克，少的每天仅需要几微克。

营养成分,
必不可少的健康助手

Standard
什么是营养成分?

> GB 28050—2011定义:营养成分是食品中的营养素和除营养素以外的具有营养和(或)生理功能的其他食物成分。

认识了营养素,您可能会想,是不是将各种营养素按照人体需要量制成食品替代物吃下去,就可以合理地满足全部的营养需求了?答案是否定的,因为食物中不仅含有人体必需的营养素,还有许多对健康有益的其他营养成分,比如水,以及膳食纤维、大豆异黄酮和茶多酚等有益的植物成分。

营养素 ————

蛋白质、脂肪、碳水化合物、矿物质、维生素等

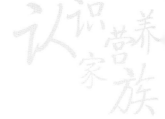

具有营养和(或)生理功能的其他食物成分

水、膳食纤维、大豆异黄酮、茶多酚等

能量，
生命活动的基础

Standard
什么是食品能量？

GB/Z 21922—2008《食品营养成分基本术语》定义：食品能量指食品中的蛋白质、脂肪和碳水化合物等营养素在人体代谢中产生的能量。

人的一切生命活动，无论是呼吸、心跳、血液循环，还是劳动、思考、生长发育，都需要能量。能量来源于食物，食物被人体消化吸收，在酸化过程中释放出能量，最终满足机体需要。

蛋白质、脂肪和碳水化合物是营养素中的产能"三巨头"。1克蛋白质和1克碳水化合物所提供的能量相同，都为17千焦，而1克脂肪则可以提供37千焦的能量，是蛋白质和碳水化合物释放能量的2倍多。可以看出，脂肪是营养素界的"产能大户"，所以，高脂肪的食物往往也是高能量的。

Knowledge
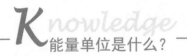
能量单位是什么？

我们通常使用"千焦"（kJ）或"千卡路里"（kcal）作为能量的单位。1kcal=4.184kJ。

代谢的最佳状态是能量平衡,即能量消耗与能量摄入相平衡。能量摄入不足会导致能量缺乏,影响体力和脑力,严重时甚至会消耗机体组织以满足能量需求。而能量摄入过多会导致能量过剩,容易引发肥胖等。

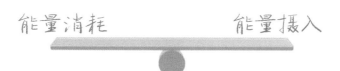

我们每天究竟需要多少能量呢?其实,无论是能量,还是营养物质,适宜摄入量都是因人而异的。GB 28050—2011引入了营养素参考值(NRV)的概念,可以作为健康成年人每天营养摄入水平的参考,在实际应用时,可以根据个人的生理状态、生活特点、身体活动程度及体重情况适当进行调整。根据营养素参考值(NRV),健康成年人每天的能量需求约为8400千焦。

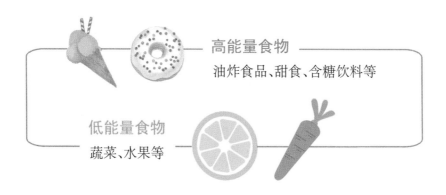

高能量食物
油炸食品、甜食、含糖饮料等

低能量食物
蔬菜、水果等

蛋白质，
生命的物质基础

Standard
什么是蛋白质？

GB/Z 21922—2008定义：蛋白质是含氮的有机化合物，以氨基酸为基本组成单位。

在我们的身体里，蛋白质无处不在，小到每一个细胞的构成，大到一切生理活动的正常运作，都离不开蛋白质。人的大脑、神经、皮肤、肌肉、内脏、血液，甚至指甲、头发都含有蛋白质，维持正常生理活动必不可少的一些酶类、激素，以及帮助我们抵御疾病"入侵"的抗体，也都是由蛋白质构成。所以说，蛋白质是生命的物质基础，没有蛋白质，就没有生命。

蛋白质由氨基酸构成，组成蛋白质的氨基酸有20多种，其中，9种为必需氨基酸，人体不能合成，必须从食物中直接获取。氨基酸的种类、排列顺序或连接方式不同，会形成结构和功能不同的蛋白质。因此，要为各类蛋白质的合成提供充足的原料，就应该饮食多样化，充分吸收食物中的所有氨基酸。

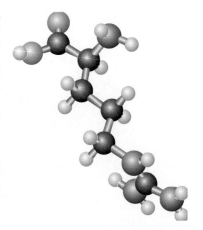

乳、肉、蛋类等动物性蛋白质中所含的必需氨基酸种类齐全、数量充足、比例适当,属于优质蛋白。相比之下,植物性蛋白质利用率较低,只有大豆蛋白属于优质蛋白。通常可以将多种植物性食品搭配食用,利用不同蛋白质的互补作用来提高营养价值。

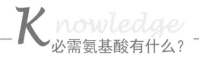

必需氨基酸有什么?

赖氨酸、色氨酸、苯丙氨酸、甲硫氨酸、苏氨酸、异亮氨酸、亮氨酸、缬氨酸、组氨酸(婴幼儿必需)。

蛋白质摄入不足对人体影响较大,如抵抗力下降等。但蛋白质也不是摄入越多越好,由于人体不能储存蛋白质,过多摄入蛋白质会加重代谢负担,过多摄入动物蛋白还可能会加速钙质流失,导致骨质疏松。根据营养素参考值(NRV),健康成年人每天蛋白质的需要量约为60克。

富含蛋白质的食物

肉类、蛋类、乳类、大豆类、水产等

脂肪，
生命的能量仓库

什么是脂肪？

> GB/Z 21922—2008定义：由于检测方法的不同，脂肪可以用粗脂肪或总脂肪表示，两者均称为"脂肪"。

脂肪是产能最高的能量来源物质，同时也是最耐用的能源。脂肪不仅在人体内的消耗速度比糖类慢得多，而且，人体摄入的脂肪并不一定马上消耗产生能量，还可以储存起来，供人体需要能量时再燃烧产生热能，从而避免以消耗蛋白质为代价供给能量。因此，我们把它称为"能量仓库"。

除了分解提供能量以外，脂肪还具有一些非常重要的生理功能。适量的脂肪可以帮助我们固定和保护脏器，帮助人体保温御寒，促进脂溶性维生素的吸收和利用等等。既然脂肪有这么多好的作用，为什么在日常生活中却常常是"负面形象"？这就需要我们认清不同类型脂肪的利弊，发挥好脂肪的正面作用。

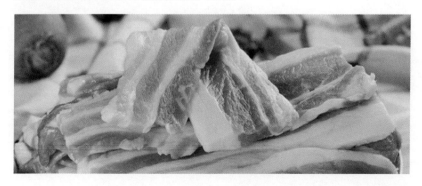

脂肪的"好坏"主要取决于其所含的脂肪酸。脂肪酸分为饱和脂肪酸、单不饱和脂肪酸和多不饱和脂肪酸三大类。不饱和脂肪酸的营养价值要优于饱和脂肪酸,但同时多不饱和脂肪酸也存在一些潜在的不良作用,膳食中各种脂肪酸应平衡。

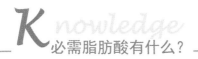

Knowledge 必需脂肪酸有什么?

多不饱和脂肪酸中,有些人体不能合成或合成速度慢无法满足需要,必须从食物中摄取,被称为必需脂肪酸,比如亚油酸、亚麻酸和花生四烯酸,这也正是不饱和脂肪酸营养价值高于饱和脂肪酸的重要原因。

根据营养素参考值(NRV),健康成年人每天脂肪需要量不超过60克,饱和脂肪酸不超过20克,胆固醇不超过300毫克。

富含必需脂肪酸的食物
坚果类、植物油、鱼油等

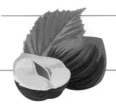

9

碳水化合物，
能量的重要来源

Standard
什么是碳水化合物？

> GB/Z 21922—2008定义：碳水化合物是糖、寡糖、多糖的总称，是提供能量的重要营养素。

　　碳水化合物是为人体提供能量的三大营养素中最"廉价"的一种，也是最主要的能量来源。我们每天食用的米饭、面食等主食，为人体提供了重要的碳水化合物来源。人体摄入的碳水化合物经消化分解为葡萄糖吸收进入血液，被运输到身体各处供人体利用。同时，碳水化合物也是构成机体的重要物质，参与细胞的组成和多种生理活动，如遗传物质核酸中就含有大量核糖。

　　根据营养素参考值（NRV），健康成年人每天碳水化合物需要量约为300克。可见，作为主要的供能物质，人体每天所需的碳水化合物比蛋白质和脂肪多很多。

　　—— 富含碳水化合物的食物 ——
　　日常生活经常接触的食物中，碳水化合物含量丰富的主要有粮谷类、薯类、甜食等。

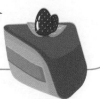

矿物质，
不可或缺的生理功能物质

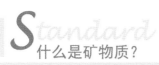

Standard
什么是矿物质？

> GB/Z 21922—2008定义：矿物质是维持人体正常生理功能所必需的无机化学元素，包括钙、磷、钠、氯、镁、钾、硫、铁、锌、硒等。

人体对矿物质的需要量虽然不大，但是不可或缺。矿物质在构成机体组织、维持正常的渗透压和酸碱平衡等方面具有重要的生理功能。如，钙是构筑牙齿和骨骼的重要成分；磷是参与能量代谢的重要物质；锌是多种酶的活化剂或组成成分；血红蛋白离不开铁，而碘与合成甲状腺素息息相关。可见，若是少了矿物质的"辅佐"，我们的身体可要"大罢工"啦。

Knowledge
矿物质摄入越多越好吗？

矿物质摄入过多也有害无益，如钠摄入过量是诱发高血压的重要因素，长期高碘可能引发高碘性甲状腺肿。

根据营养素参考值（NRV），健康成年人每天对几种主要矿物质的需要量见下表：

铁、锌、碘、硒、铜、氟、锰等每日摄入量小于100毫克的矿物质，称为微量元素。

营养成分	NRV	营养成分	NRV
钙	800 毫克	锌	15 毫克
磷	700 毫克	碘	150 微克
钾	2000 毫克	硒	50 微克
钠	2000 毫克	铜	1.5 毫克
镁	300 毫克	氟	1 毫克
铁	15 毫克	锰	3 毫克

钙、磷、钾、钠、镁等每日摄入量大于100毫克的矿物质，称为常量元素。

富含矿物质的食物

钙：乳制品、虾皮、豆制品等

铁：动物肝脏、肉类等

锌：贝类海产、畜肉、动物内脏、坚果等

碘：海带、紫菜等

维生素，
维持生命的物质

Standard
什么是维生素？

GB/Z 21922—2008定义：维生素是人体几乎不能合成，调节机体生理功能所必需的一类低分子有机化合物的总称。

维生素不是构成机体各种组织的主要成分，不提供能量，但它却在参与机体代谢调节的过程中发挥着重要作用，是维持生命不可或缺的营养素，也是保持人体健康的重要活性物质。

维生素A对维持正常视觉功能有重要作用，缺乏会引发夜盲症和干眼症等；维生素D能促进钙、磷吸收；维生素E具有抗氧化作用；维生素K与止血功能密切相关；维生素C有助于维持皮肤和黏膜健康等。

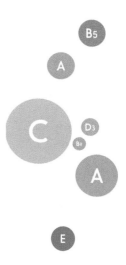

Knowledge
如何获取维生素D？

日光照射皮肤可以帮助皮下胆固醇中无活性的维生素D转化成有活性的维生素D，因此，适当晒太阳是获取维生素D的一个好来源。

由于维生素在人体内不能合成或合成量不足,需要从食物中摄取。尽管维生素对维持人体健康非常重要,但也不应过量摄入。根据营养素参考值(NRV),健康成年人每天对几种主要维生素的需要量见下表。

健康成年人维生素需要量

营养成分	NRV	营养成分	NRV
维生素 A	800 微克 RE	维生素 B_{12}	2.4 微克
维生素 D	5 微克	维生素 C	100 毫克
维生素 E	14 毫克 α-TE	烟酸	14 毫克
维生素 K	80 微克	叶酸	400 微克 DFE
维生素 B_1	1.4 毫克	泛酸	5 毫克
维生素 B_2	1.4 毫克	生物素	30 微克
维生素 B_6	1.4 毫克	胆碱	450 毫克

富含维生素的食物

维生素 A:动物肝脏、乳制品、蛋、绿叶蔬菜等

维生素 B_1:粮谷、豆类、动物内脏等

维生素 B_2:动物内脏、乳、蛋、豆类等

维生素 B_6:豆类、坚果、鸡肉、鱼肉等

维生素 C:新鲜蔬菜、水果等

维生素 D:鱼肝油、蛋等

维生素 E:植物油、豆类、坚果等

水分，
代谢与运输的重要媒介

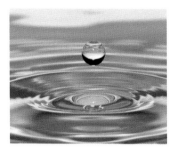

水是生命之源，是维持生命活动最重要的营养物质之一。成年人体重65%左右都是水，人体各种生理活动都离不开水。人在缺乏食物但不缺水的情况下也许可以生存数周，但如果缺水，则只能生存几天，水的重要性可见一斑。

水在人体内的作用

水是运送养料和排泄废物的重要运输媒介。水可以把营养物质送达人体各处，没有水，这些营养物质就像干涸于河床上的泥沙，无法发挥正常功能。体内物质代谢所产生的废物也靠水来运载，并通过粪便、尿液、汗液以及呼吸等途径排出体外。此外，水还有调节体温、滋润皮肤、润滑组织等作用。

Knowledge
水分如何帮助散热？

水的蒸发热较大，蒸发少量水分就可以散发大量热能。炎热的夏季，我们可以通过汗液蒸发散热，使体温维持恒定。

水的需要量

　　水是人体需要量最大的营养物质。每人每天的需水量受气温、年龄、身体状况、工作条件和环境状况影响有很大的变动。正常健康成年人在没有明显出汗的情况下,通常每天排出体外的水约为2500毫升,除去从食物中摄入和体内代谢产生的水以外,每天应额外补充1200毫升的水。

摄入水分的 **3** 个来源 ——————

体内代谢产生的水

每天约300毫升

从食物中获取的水

每天约1000毫升

喝进去的水

每天至少1200毫升

膳食纤维，
有益的第七营养素

　　膳食纤维由于不能被人体直接消化吸收,过去一直被认为没有营养价值。然而,近年来研究发现,这种不能消化吸收的物质也有着独特的生理功能,对维持人体健康必不可少。

膳食纤维的作用

　　膳食纤维在肠道内吸水膨胀,刺激肠道蠕动,有利于通便,防止便秘,并防止代谢有害物长时间滞留,可降低肠癌的发生风险。同时,膳食纤维在调节胆固醇和血糖水平方面也有着重要作用。膳食纤维能够吸附胆固醇,抑制其吸收,有助于降低血脂;还能够减缓碳水化合物的消化和吸收速度,从而帮助降低血糖水平。

膳食纤维摄入要适量

　　虽然膳食纤维有诸多好处,但是摄入过量会影响钙、铁等矿物质和某些维生素的吸收,因此,不宜摄入过多。根据营养素参考值(NRV),健康成年人每天膳食纤维的需要量约为25克。

　　富含膳食纤维的食物
　　杂粮、蔬菜、水果、藻类、菌类等

居民膳食指南，营养健康的宝典

食物是营养的载体，人们通过饮食摄入营养，合理膳食是保证营养均衡的根本途径。2016年，国家卫生计生委发布了《中国居民膳食指南（2016）》，指南结合我国居民营养健康状况和基本需求，给出了6条核心推荐的膳食指导建议。

食物多样，谷类为主

每天的膳食应包括谷薯类、蔬菜水果类、畜禽鱼蛋奶类、大豆坚果类等食物。平均每天摄入12种以上食物，每周25种以上。

吃动平衡，健康体重

各年龄段人群都应天天运动、保持健康体重。食不过量，控制总能量摄入，保持能量平衡。

多吃蔬果、奶类、大豆

餐餐有蔬菜，天天吃水果，吃各种各样的奶制品，经常吃豆制品，适量吃坚果。

适量吃鱼、禽、蛋、瘦肉

优先选鱼和禽，吃鸡蛋不弃蛋黄，少吃肥肉、烟熏和腌制肉制品。

少盐少油，控糖限酒

培养清淡饮食习惯，少吃高盐和油炸食品，控制添加糖的摄入量，足量饮水，儿童少年、孕妇、乳母不应饮酒。

杜绝浪费，兴新食尚

按需备餐，选择新鲜卫生的食物和适宜的烹调方式。食物制备生熟分开，熟食二次加热要热透。学会阅读食品标签，合理选择食品。传承优良文化，兴饮食文明新风。

平衡膳食宝塔，
营养均衡的金标准

为了便于人们在日常生活中使用《中国居民膳食指南》,中国营养学会把平衡膳食的原则转化成各类食物的重量,推出了中国居民平衡膳食宝塔。平衡膳食宝塔共分5层,包含我们每天应吃的主要食物种类。宝塔各层位置和面积不同,这在一定程度上反映出各类食物在膳食中的地位和应占的比重。

中国居民平衡膳食宝塔（2016）

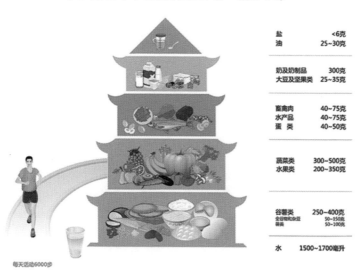

盐	<6克
油	25~30克
奶及奶制品	300克
大豆及坚果类	25~35克
畜禽肉	40~75克
水产品	40~75克
蛋 类	40~50克
蔬菜类	300~500克
水果类	200~350克
谷薯类	250~400克
全谷物和杂豆	50~150克
薯类	50~100克
水	1500~1700毫升

每天活动6000步

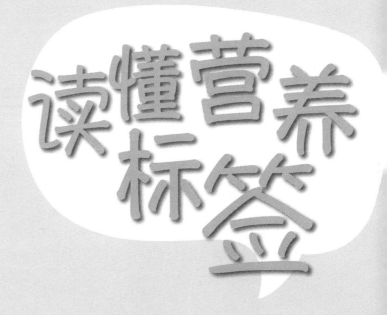

读懂营养标签

健康生活，从了解营养标签开始

Standard
什么是营养标签？

> GB 28050—2011定义：营养标签是预包装食品标签上向消费者提供食品营养信息和特性的说明，包括营养成分表、营养声称和营养成分功能声称。

通俗地讲，食品营养标签就是向消费者传递营养信息、展示食品营养特征的一种形式，包括营养成分表、营养声称和营养成分功能声称。其中，营养成分表是强制标示的，营养声称和营养成分功能声称是根据食品特征自愿标示的。食品中含有哪些营养物质？营养含量是多少？特定营养成分对人体健康有哪些益处？阅读食品营养标签可以帮助我们一一揭开这些问题的答案。

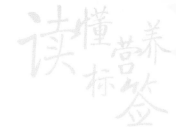

标签虽小作用大

随着人们对健康饮食的关注度日益上升,标注食品营养标签成为世界各国健康领域的重要发展趋势。我国营养调查结果表明,居民日常饮食既有营养不足,也有营养过剩的问题,科学引导居民健康膳食势在必行。此外,市场上的食品营养功能声称五花八门,营养功能成为食品厂商宣传的噱头和吸引消费者眼球的工具,企业的营养标示行为也亟待规范。因此,标示和使用营养标签对于提高国民营养健康水平具有重要作用。

国家层面

有利于传播营养知识,增强国民营养健康意识,引导消费者树立正确的健康消费观念,促进居民膳食营养平衡,提高人民身体健康状况和水平。

企业层面

有利于指导和规范企业食品营养标签标示行为,保证企业向消费者健康承诺的真实性,引导企业生产健康营养的产品,提高产品健康质量。

消费者层面

有利于帮助消费者认识营养成分,了解食品营养特点,引导科学选择膳食,辅助改变不良饮食习惯,防止欺骗和误导行为,保护消费者知情权、选择权和监督权。显而易见,标注食品营养标签,消费者是最直接、也是最大的受益者。

营养消费无小事，权益法律来保障

　　不仅食品安全需要法律的保障，食品营养也不例外。目前我国与食品营养标签有关的法律主要有《中华人民共和国食品安全法》《中华人民共和国消费者权益保护法》和《中华人民共和国产品质量法》，相关法规主要有《食品标识管理规定》和《产品标识标注规定》等。这些法律法规是制定和实施食品营养标签相关国家标准的基础和依据，为维护消费者有关食品营养的消费利益提供了有力的保障。

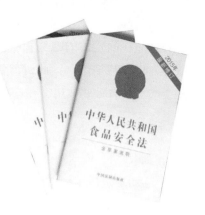

*K*nowledge 法律条文中有哪些有关标签的规定？

❋《中华人民共和国食品安全法》明确规定：食品安全标准应当包括对与卫生、营养等食品安全要求有关的标签、标志、说明书的要求。

❋《中华人民共和国消费者权益保护法》明确规定：消费者享有知悉其购买、使用的商品或者接受的服务的真实情况的权利；消费者享有自主选择商品或者服务的权利；消费者享有公平交易的权利。

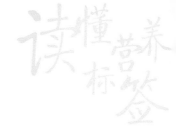

营养标识有规矩，
标签标准来规范

为落实相关法律法规的规定，我国制定了多项食品标签标准，用于规范食品信息的标识行为。其中，与食品营养标签有关的主要有4项，分别是GB 7718—2011《食品安全国家标准 预包装食品标签通则》、GB 13432—2013《食品安全国家标准 预包装特殊膳食用食品标签》、GB 28050—2011《食品安全国家标准 预包装食品营养标签通则》和指导性技术文件GB/Z 21922—2008《食品营养成分基本术语》。前3项食品安全国家标准具有强制性的属性，食品企业必须遵守和执行。

GB 7718—2011
《食品安全国家标准 预包装食品标签通则》

规定了特殊膳食类食品营养标签标示方式应按照GB 13432的有关规定执行，而其他预包装食品营养标签的标示方式应参照GB 28050及其他相关法规标准的规定执行。

GB 13432—2013
《食品安全国家标准 预包装特殊膳食用食品标签》

适用于预包装特殊膳食用食品的营养标签标示。

GB 28050—2011
《食品安全国家标准 预包装食品营养标签通则》

适用于预包装食品营养标签上营养信息的描述和说明。

该标准广泛适用于普通预包装食品，与百姓日常食品消费关系最为紧密。

GB/Z 21922—2008
《食品营养成分基本术语》

规定了食品营养成分的基本术语,适用于所有食品生产、经营、检测、标签及其他有关领域。

Knowledge
什么是预包装食品、特殊膳食用食品?

预包装食品:预先定量包装或者制作在包装材料和容器中的食品,包括预先定量包装以及预先定量制作在包装材料和容器中并且在一定量限范围内具有统一的质量或体积标识的食品。

特殊膳食用食品:为满足特殊的身体或生理状况和(或)满足疾病、紊乱等状态下的特殊膳食需求,专门加工或配方的食品。这类食品的营养素和(或)其他营养成分的含量与可类比的普通食品有显著不同。

豁免食品有规定，营养标签自愿标

根据国家相关标准规定，预包装食品和特殊膳食用食品应该强制性标示营养标签，但是有两类预包装食品不受营养标签标注的强制要求，一类是非直接提供给消费者的预包装食品，另一类是豁免强制标示的预包装食品。这些食品可以自愿选择标注或不标注营养标签，但如果这两类食品在其包装上出现任何营养信息，则必须符合GB 28050—2011的有关规定。同时，鼓励豁免的预包装食品按要求自愿标注营养标签。

Knowledge
豁免强制标示营养标签的预包装食品有哪些？

生鲜食品，这类食品营养素含量波动大，如生肉、生鱼、生果蔬、生鲜蛋类、干蘑菇、木耳等；但混合配料产品，如速冻水饺、汤圆、鱼丸、果蔬汁产品等不属于此列。

现制现售食品，这类食品通常有现制、即食、保质期短的特点，如现烤面包、现制蛋糕、现炒栗子等。

包装总表面积≤100平方厘米或最大表面面积≤20平方厘米的食品，这类食品包装小，不能满足标注营养标签内容的需要。

每日食用量≤10克或10毫升的预包装食品，这类食品食用量少，对人体营养素的摄入不起主要作用，如醋等调味品、花椒等香辛料、茶叶等固体饮料。

乙醇含量≥0.5%的饮料酒类，这类食品除水分和酒精外，含营养素极少，如啤酒、葡萄酒、白酒等。

包装饮用水，这类食品主要提供水分，基本不提供营养素，如矿泉水、纯净水。

看准营养成分表，
营养信息早知晓

什么是营养成分表？

GB 28050－2011定义：营养成分表是标有食品营养成分名称、含量和占营养素参考值（NRV）百分比的规范性表格。

前面我们提到了食品营养标签包括营养成分表、营养声称和营养成分功能声称，实际上并不是每种食品的营养标签都同时包括这3个部分。因为营养成分表中的信息是强制标示的，所以只有营养成分表是在预包装食品的营养标签上都能找到的。

营养成分表"三要素"

① 营养成分名称	② 营养成分含量		③ 占营养素参考值 的百分比
	项目	每 100 克	NRV%
	能量	1823 千焦	22%
	蛋白质	9.0 克	15%
	脂肪	12.7 克	21%
	碳水化合物	70.6 克	24%
	钠	204 毫克	10%

营养标签"4+1"

营养成分表的左边一列是能量和各种营养成分的名称。所有食品的营养成分名称都至少包括5项,即蛋白质、脂肪、碳水化合物、钠这4种核心营养素和能量,这就是强制标示的"4+1"。核心营养素是在充分考虑我国居民营养健康状况和慢性病发病状况的基础上确定的,与人体健康密切相关,具有重要的公共卫生意义,摄入不足可引起营养不良,影响儿童和青少年生长发育和健康,摄入过量则可导致肥胖和慢性病的发生,所以需要强制标示。

"4+1"之外的营养成分,如维生素、矿物质等,可以按照相关标准要求自愿标示在营养成分表中,但4种核心营养素和能量的标示应更加醒目,以示区分。所以说,尽管营养标签中仅列出了几种主要的营养成分,但并不代表食品中仅含有这些营养成分。

包含多种营养成分的营养成分表

	项目	每 100 克	NRV%
"4+1" 强制标示	能量	1823 千焦	22%
	蛋白质	9.0 克	15%
	脂肪	12.7 克	21%
	碳水化合物	70.6 克	24%
	钠	204 毫克	10%
自愿标示	维生素 B_2	0.14 毫克	10%
	维生素 B_{12}	0.1 微克	4%
	维生素 C	15 毫克	15%

营养成分"表"中现，
读懂含量是关键

除营养成分名称以外，营养成分表的另外两栏内容都以数字和符号为主，如何看懂并运用这些营养信息呢？下面以牛奶中的蛋白质为例教您3步读懂营养成分表。

Step 1
看重量（或体积）

首先读出预包装食品的净含量，这盒牛奶的净含量为1升。

产品种类：全脂灭菌纯牛乳
配　　料：生牛乳　　净含量1L

营养成分表		
项目	每100mL	NRV%
能量	280kJ	3%
蛋白质	3.2g	5%
脂肪	3.8g	6%
碳水化合物	5.0g	2%
钠	53mg	3%
钙	100mg	13%

Step 2 算含量

利用预包装食品的净含量和营养成分表第2栏中给出的单位营养成分含量算出预包装食品中某种营养成分的总含量。如这盒牛奶营养成分表标示每100毫升该牛奶中蛋白质含量为3.2克，可以算出这盒1升的牛奶总共含有蛋白质32克。

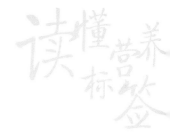

Step 3 读摄入量

知道了这盒牛奶中的蛋白质含量,那这些蛋白质对于我们的日常所需来说,是多是少呢？这就需要参考第3栏"NRV%"。如这盒牛奶营养成分表标示蛋白质的"NRV%"为5%,意思是每饮用100毫升该牛奶所摄入的蛋白质占健康成年人每日所需蛋白质的5%。那么完全饮用这盒1升的牛奶摄入的蛋白质占健康成年人每日所需量的50%。

通过阅读营养成分表,我们可以知道,喝完这盒牛奶后,能够满足一天所需蛋白质的50%,所需脂肪的60%,所需碳水化合物的20%,所需能量的30%。养成阅读营养成分表的好习惯可以帮助您更容易地控制关键营养素的摄入量,不至于轻易"超标"或"不达标",对于合理膳食有着重要意义。

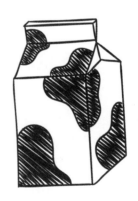

为什么有的食品包装上没有营养素参考值（NRV）？

Standard
什么是营养素参考值？

> GB 28050—2011定义:营养素参考值（NRV）是专用于食品营养标签,用于比较食品营养成分含量的参考值。

营养素参考值（NRV）是消费者选择食品时的营养参照尺度。目前,GB 28050—2011只给出了能量和32种营养成分的NRV,如果食品企业标示了这32种营养成分之外、卫生部允许标示的其他营养成分,就会出现"NRV%"一栏空白,或用斜线、横线标示。

项目	每100克	营养素参考值%
能量	2269 千焦	27%
蛋白质	8.0 克	13%
脂肪	31.6 克	53%
一反式脂肪（酸）	0 克	
碳水化合物	56.7 克	19%
钠	200 毫克	10%

还有一种情况,对于包装面积很小的预包装食品,由于包装上能展示的信息有限,可以不必标示营养标签。这种情况下,企业如果自愿标示营养信息,可以不用表格形式而使用文字格式进行标示,并可省略NRV,只标示含量。这时,就可能出现营养成分无NRV信息的现象。

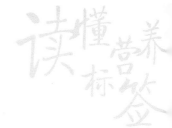

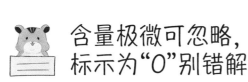

含量极微可忽略，标示为"0"别错解

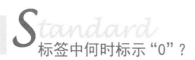

Standard
标签中何时标示"0"？

> GB 28050—2011规定,当每100克或100毫升食品中某营养成分含量数值≤"0"界限值时,其含量应标示为"0"。

细心的消费者可能会注意到,营养成分表上有些营养成分的含量标示为"0",它的意思是绝对不含有这种营养成分吗?

"0"界限值并不是真正意义上的数字0,而是一个含量范围,是指当能量或某一营养成分含量小于该界限值时,基本不具有实际营养意义,应标示为"0"。可见,营养成分表中某种营养成分含量标示为"0"并不是指绝对不含有该营养成分,而是其含量低于了某个特定限值,对人体的营养意义不大。

反式脂肪人人厌，
含或不含表中见

反式脂肪酸的含量何时需要标示？

GB 28050—2011规定，食品配料含有或生产过程中使用了氢化和（或）部分氢化油脂时，在营养成分表中还应标示出反式脂肪（酸）的含量。

反式脂肪酸不利于人体健康，具有增加心血管疾病风险、促进糖尿病的发生以及影响儿童、青少年的生长发育等一系列危害。然而，凭借成本和口感等方面的优势，反式脂肪酸在食品中的应用却十分广泛，并且，由于反式脂肪酸主要来自经过部分氢化的植物油，在食品配料表中往往以人造奶油、起酥油、氢化植物油、精炼植物油等多种化名出现，让消费者难以辨识。不过您不必担心，营养标签为我们提供了一个快速识别反式脂肪酸的好办法。

项目	每100克	营养素参考值%
能量	2269千焦	27%
蛋白质	8.0克	13%
脂肪	31.6克	53%
一反式脂肪（酸）	0克	
碳水化合物	56.7克	19%
钠	200毫克	10%

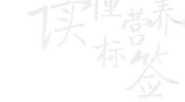

营养强化看得见，
强化成分表里添

Standard
使用营养强化剂如何标示？

GB 28050—2011规定，使用了营养强化剂的预包装食品，在营养成分表中还应标示强化后食品中该营养成分的含量值及其占营养素参考值(NRV)的百分比。

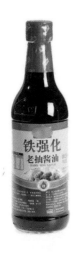

比如铁强化酱油的营养成分表中，铁不再是自愿性标示的内容，除了"4+1"的核心营养素和能量之外，还必须标示出铁的含量和其占营养素参考值的百分比。

消费者在选购营养强化食品时，可以借助营养成分表，对这些看不见摸不着的营养强化成分进行直观判断，也可以和未强化的普通食品进行对比。

营养声称分两类，用语要求标准给

Standard
什么是营养声称？

> GB 28050—2011定义：营养声称是对食品营养特性的描述和声明，如能量水平、蛋白质含量水平。营养声称包括含量声称和比较声称。

"比较声称"是相对于同类食品营养差异性的说明，是一个具有相对意义的概念。当食品中能量或营养成分含量与参考食品的差异在25%以上时，可以选用相应的比较声称用语。声称用语多用"增加""减少"等。比如，一款调制牛奶，经脱脂工艺后脂肪含量比原来降低了25%以上，但尚未达到低脂的程度，这款牛奶的包装上可以采用比较声称"减少脂肪"，说明这款牛奶只是相对于普通调制牛奶脂肪含量有所降低，但并不属于低脂肪的食品。

"含量声称"是对于食品本身营养特性的说明，是一个具有绝对意义的概念。国家标准对各种营养成分规定了不同的含量要求，只有当食品中能量或营养成分的含量符合国家标准要求时，才能够选用相应的含量声称用语。声称用语多用"含有""高""低"或"无"等表示。比如，液体食品每100毫升脂肪含量不超过1.5克可以声称"低脂肪"；一款牛奶，每100毫升脂肪含量只有1.3克，包装上标示了低脂牛奶，说明这款牛奶相对于所有食品而言都属于脂肪含量较低的食品。

如果某一食品既满足"含量声称"的要求，又满足"比较声称"的要求，怎么办呢？这种情况下可以同时使用两种声称方式，或者仅使用"含量声称"。

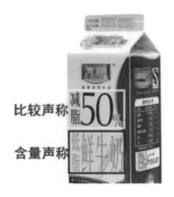

营养成分作用大，
功能声称不虚假

Standard
什么是营养成分功能声称？

> GB 28050—2011定义：营养成分功能声称是某营养成分可以维持人体正常生长、发育和正常生理功能等作用的声称。

在食品营养标签上，不仅可以对能量和营养成分的含量进行声称，还可以对它们的功能给出直观描述，帮助消费者了解营养成分的作用，这就是营养成分功能声称。

当营养成分含量满足含量声称或比较声称的要求和条件时，才可以用标准规定的用语进行营养成分功能声称。例如，食品中钙含量达到了营养含量声称中"高钙"的要求，可以在包装上标注"钙有助于骨骼和牙齿更坚固"这样符合标准用语的营养功能声称。再如，食品中膳食纤维含量达到了营养含量声称中"富含膳食纤维"的要求，可以在包装上标注"膳食纤维有助于维持正常的肠道功能"。食品企业不能对标准用语进行任何形式的删改、添加和合并，必须呈现给消费者最真实、符合规范的营养信息。

"防病治病"不可信，
食物药物要分清

"某食品有助降血压""某饮料能够控血糖"……在一些食品包装上，大家常看到这样的声称，可它们能"防病治病"吗？事实上，我国法规明确规定，食品标签上不得标注或者暗示具有预防、治疗疾病作用的内容，非保健食品也不得明示或暗示具有保健作用。因此，食品标签上所谓的"防病治病"说法不该出现，更不属于营养成分功能声称。

食物是作为负责提供能量和营养的物质。虽然养成好的饮食习惯、合理搭配膳食的确可以减少一些疾病的发生，但是这是一种需要长期坚持的生活方式，而不是通过吃了某一种食物就可以实现的。一旦生病了还是要去医院，所以不能相信包装上"防病治病"的标示。

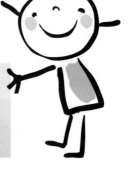

食物并不能替代药物，营养师也绝对不能替代医生，这是毋庸置疑的。

蛋白有益人人爱，
含量高低怎判断

选购食品时，五花八门的含量声称，往往让我们眼花缭乱。蛋白质是我们日常膳食最关注的营养成分之一，您知道或高或低的蛋白质含量声称背后，究竟有多少差异吗？各种不同的蛋白质含量声称又有着怎样的衡量标准呢？

$\mathcal{S}$tandard
国家标准对蛋白质含量声称有哪些规定？

GB 28050—2011 对蛋白质的含量声称做出了详细的规定：

含量声称方式	含量要求
低蛋白质	来自蛋白质的能量≤总能量的 5%
蛋白质来源，或含有蛋白质	每 100 克的含量≥10%NRV 每 100 毫升的含量≥5%NRV 或者 每 420 千焦的含量≥5%NRV
高，或富含蛋白质	每 100 克的含量≥20%NRV 每 100 毫升的含量≥10%NRV 或者 每 420 千焦的含量≥10%NRV

蛋白质的营养素参考值（NRV）为 60 克，按照每百毫升的含量要求，一盒声称"高蛋白质"的液态食品，每 100 毫升所含的蛋白质要达到 6 克。而声称"蛋白质来源"或"含有蛋白质"的液态食品，每 100 毫升所含的蛋白质仅需达到 3 克。可以看出，不同水平的蛋白质含量声称存在着显著的差异。

脂肪摄取要适量，
含量声称看仔细

众所周知，脂肪摄入过多对人体健康危害较大，高脂肪饮食容易引发多种慢性疾病，因此，低脂肪含量的食品逐渐受到消费者的青睐。让我们看一看，食品中脂肪含量的声称都有哪些。

Standard
国家标准对脂肪含量声称有哪些规定？

GB 28050—2011对脂肪的含量声称做出了详细的规定：

含量声称方式	含量要求
无或不含脂肪	每 100 克（固体）或每 100 毫升（液体）≤ 0.5 克
低脂肪	每 100 克固体≤ 3 克 每 100 毫升液体≤ 1.5 克
瘦	脂肪含量≤ 10%
脱脂	液态奶和酸奶：脂肪含量≤ 0.5% 乳粉：脂肪含量≤ 1.5%
无或不含饱和脂肪	每 100 克（固体）或每 100 毫升（液体）≤ 0.1 克
低饱和脂肪	每 100 克固体≤ 1.5 克 每 100 毫升液体≤ 0.75 克
无或不含反式脂肪酸	每 100 克（固体）或每 100 毫升（液体）≤ 0.3 克

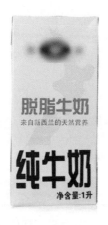

可以看出，声称"无脂肪""不含脂肪"或"脱脂"的食品，脂肪含量最低，声称"低脂肪"食品的脂肪含量虽然要高于前3类声称的食品，但实际脂肪含量也相对较低。声称"无饱和脂肪""低饱和脂肪"或"无反式脂肪酸"的食品，脂肪含量不一定低，但饱和脂肪或反式脂肪酸等不利于人体健康的"坏脂肪"含量较低，也不失为一种健康的选择。

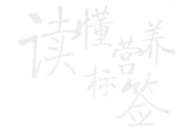

含糖多少需看好，
特殊膳食要记牢

有些特殊人群，特别是糖尿病病人、减肥人士，对食品的含糖量非常关注。与低糖低脂食物相比，高糖高脂的食物热量显然要高很多。高糖高脂饮食是不健康的，有可能会引发身体疾病。

*S*tandard
国家标准对糖含量声称有哪些规定？

GB 28050—2011 对糖的含量声称做出了详细的规定：

含量声称方式	含量要求	限制性条件
无或不含糖	每 100 克（固体）或每 100 毫升（液体）≤ 0.5 克	—
低糖	每 100 克（固体）或每 100 毫升（液体）≤ 5 克	
低乳糖	每 100 克（固体）或每 100 毫升（液体）乳糖含量≤ 2 克	仅指乳品类
无乳糖	每 100 克（固体）或每 100 毫升（液体）乳糖含量≤ 0.5 克	

同其他营养成分的含量声称一样，"无糖"和"不含糖"也并不代表完全不含一点糖，只是含糖量在一个极低的限值范围内。那"无糖"与"无乳糖"又有什么区别呢？乳糖是针对乳制品而言的，乳糖是乳制品中碳水化合物存在的主要形式，对于乳糖不耐受的人可以选择"无乳糖"或"低乳糖"的乳制品，以减轻或避免乳糖不耐受造成的腹泻、胀气等问题。

含钠多少影响大，
食用过量高血压

钠摄入量与血压高低有着密不可分的关系，长期高钠饮食容易导致高血压，已经患有高血压的人群更应该控制钠的摄入量。

Standard
国家标准对钠含量声称有哪些规定？

GB 28050—2011 对钠的含量声称做出了详细的规定：

含量声称方式	含量要求
无或不含钠	每 100 克（固体）或每 100 毫升（液体）≤ 5 毫克
极低钠	每 100 克（固体）或每 100 毫升（液体）≤ 40 毫克
低钠	每 100 克（固体）或每 100 毫升（液体）≤ 120 毫克

膳食中钠的最主要来源是食盐，也就是氯化钠。有些食品在声称时也用"盐"字代替"钠"字，使用"无盐"或"低盐"等含量声称。钠广泛存在于各种食品中，同时，食品中的钠并不一定以"盐"的形式存在。比如，没有咸味的面包却含有钠，这是因为制作面包会加入小苏打粉，而小苏打粉是碳酸氢钠。日常生活中，我们往往只关注食盐的摄入量，却常常忽略食品中各种"隐形的钠"，很容易钠摄入超标。所以，消费者应该多关注食品营养标签上标注的钠含量，以控制摄入量。

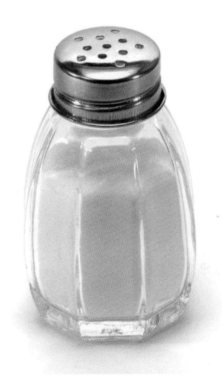

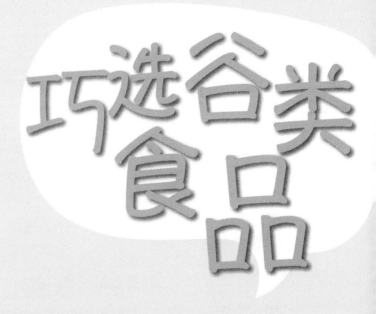

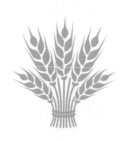

巧选谷类食品

谷类为主是平衡膳食的基础

谷类位居平衡膳食宝塔最底层,是平衡膳食宝塔的基石。谷类之所以在膳食中占有重要地位,主要是因为其富含碳水化合物,在生活中十分容易获得,是提供人体所需能量的最经济、最重要的食物来源。除此之外,谷类还含有蛋白质,并且是B族维生素、矿物质和膳食纤维的重要来源。

谷类食物营养构成

❋ 碳水化合物含量75%~80%

❋ 蛋白质含量8%~10%

❋ 脂肪含量1%左右

❋ 还有矿物质、B族维生素和膳食纤维

正因为是以谷类为主的膳食模式,我们也通常把谷类食物称为"主食"。生活中常见的谷类主要包括稻米、小麦、玉米、小米、燕麦、荞麦和杂豆等。谷类食物的传统制作方式主要是米饭、馒头、面条、粥等,随着食品加工业的发展,面包、饼干、蛋糕等各式谷物加工制品也逐渐走入并丰富着人们的餐桌。

"以貌取谷"的不恰当之处

　　随着人们生活水平和加工精度的提高,在日常生活中人们习惯于吃加工精细的富强粉及精白米等精制谷物,因为这些米面的外观更白、口感更好。

　　实际上,由于谷粒从外到里各个组成部分的营养成分并不相同,精制谷物在加工过程中会损失B族维生素、矿物质和膳食纤维等谷粒外层所富含的营养,并且加工精度越高,营养价值损失越大。因此,从营养角度来讲,不能完全"以貌取谷",平时可适当摄入一些加工精度低的谷物食品。

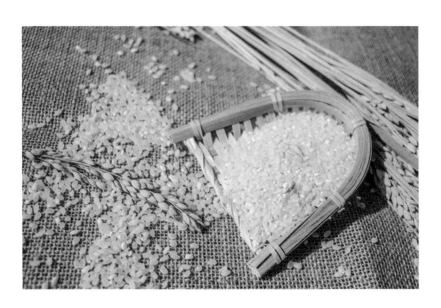

谷粒营养成分

谷皮

谷皮主要由纤维素、半纤维素组成,含有较丰富的矿物质。

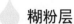

糊粉层

糊粉层含有丰富的蛋白质、脂肪、矿物质和B族维生素,但是在碾磨加工过程中,容易随谷皮脱落,造成营养损失。

谷胚

谷胚富含蛋白质、脂肪、矿物质、B族维生素和维生素E,精加工的谷类通常会损失谷胚,导致营养价值降低。

胚乳

胚乳是谷类的主要部分,占谷粒总重的83%~87%,含有大量淀粉,少量的蛋白质、维生素、矿物质,精制大米主要是胚乳部分。

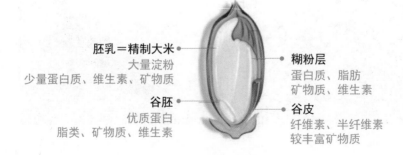

适当"去精取粗"的好处

米、面类谷物我们通常称之为细粮，也是人们生活中最常吃的主要谷物食品。除细粮外，还有一类人们常称之为粗粮的杂粮豆，在营养搭配中也起着重要作用。

杂粮豆类的作用

一方面，相对于细粮，杂粮豆类等粗粮富含膳食纤维、B族维生素和矿物质；另一方面，有些谷类食品中虽含有蛋白质，但是必需氨基酸的组成不平衡，缺乏赖氨酸，而有些杂豆类却富含赖氨酸，所以在选择谷物食品时应该适当"去精取粗"，增加杂粮和杂豆等粗粮的摄入，做到粗细搭配，这样既能提高营养价值，又能保证良好的口感。

虽然吃粗粮有好处，但也并不是吃得越多越好。由于粗粮不容易消化吸收，科学饮食的粗细搭配应该以细粮为主，辅助摄入一些粗粮。平衡膳食指南中推荐每天摄入全谷物和杂豆类食物50~150克。

Knowledge

常见杂粮豆类有哪些？

燕麦、小米、荞麦、玉米、黑麦、青稞、薏米、红豆、绿豆、芸豆、花豆等。

"取长补短"的营养强化面粉

面粉是我国居民最重要的谷类食物之一。由于天然的小麦中蛋白质的氨基酸组成不平衡,并且小麦粉加工过程中会造成微量营养素大量损失,所以我国允许在面粉中添加营养强化剂来弥补这些不足,提升面粉的营养价值。

按照我国食品营养标签标准的要求,添加了营养强化剂的小麦粉,在营养成分表中除了要标示对所有食品强制标示的"4+1"之外,还要标示强化以后营养素的含量。

Knowledge
什么是营养强化剂?

营养强化剂是指为了增加食品的营养成分(价值)而加入食品中的天然或人工合成的营养素和其他营养成分。营养强化剂的种类主要有氨基酸类、维生素类、矿物质类等。有些营养强化剂不仅能提高食品的营养价值,还能提高食品的感官质量并改善其保藏性能。GB 14880—2012《食品安全国家标准 食品营养强化剂使用标准》规定了各类食品中营养强化剂允许使用的品种及使用量。

例如，一款营养强化面粉的配料表为：小麦、叶酸、天门冬氨酸钙、葡萄糖酸亚铁、柠檬酸锌、L-赖氨酸盐。由于该小麦粉使用了营养强化剂，因此在其营养成分表中必须标示出叶酸、钙、铁、锌和L-赖氨酸等营养素的含量和其占营养素参考值的百分比。

项目	每100克	营养素参考值%
能量	1464千焦	17%
蛋白质	10.4克	17%
脂肪	0.8克	1%
碳水化合物	74.0克	25%
钠	0毫克	0%
硒	15.0微克	30%

通过阅读配料表和营养成分表，我们可以清楚地看出面粉中强化了哪些营养素和强化后这些营养素的含量。购买营养强化面粉以及挂面等制品的时候，我们就可以根据配料表和营养成分表上的信息，结合饮食习惯和膳食平衡的原则，选择适合自己和家人的产品。

同是面包、饼干，
为什么能量差异却很大？

面包和饼干都是主要由面粉、糖、油及其他原料经过烘焙工艺加工而成的产品，由于食用方便、口味多样深受消费者欢迎。虽然同样是以面粉为主要原料，但是由于面、油、糖等原料配比不同，不同种类的面包和饼干之间能量差异却很大。

饼干

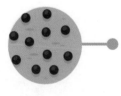

人们在制作饼干时，为了使口感更酥，会加入较多的动物油脂和植物油，由于脂肪含量高，能量也会比较高；有的饼干制作时使用的油脂比较少，口感干脆，脂肪含量和能量较低。

面包

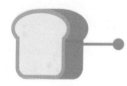

有些面包由于制作时加入了很多糖和黄油，能量也会比较高。

尽管在选购这些产品时，可以通过吃起来油不油或甜不甜来大致判断能量高低，但看营养成分表却是一个更为科学和靠谱的办法。

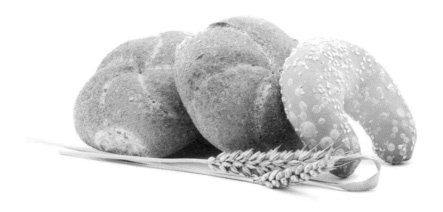

购买烘焙食品时，养成查看反式脂肪酸含量的习惯

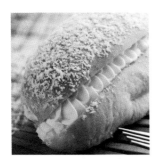

烘焙食品

烘焙食品指的是以面粉、酵母、食盐、砂糖和水为基本原料，添加适量油脂、乳品、鸡蛋、添加剂等，经一系列复杂的工艺手段烘焙而成的方便食品。我们平时吃的饼干、糕点、面包等都属于烘焙食品。

这类食品制作中有时会使用氢化植物油,在改善食品的口感、延长保质期的同时,也有可能会引入反式脂肪酸。为了保障消费者的知情权和选择权,我国营养标签标准要求,凡是食品配料含有或生产过程中使用了氢化和（或）部分氢化油脂时,都必须在营养成分表中标示反式脂肪酸的含量。消费者可以通过查看营养标签,了解购买的食品是否含有反式脂肪酸。

　　细心的人在查看营养标签的时候可能会发现,明明配料表中含有氢化植物油,为什么营养成分表中的反式脂肪酸含量标注为"0"?这是因为随着植物油氢化工艺的改善,氢化植物油中反式脂肪酸含量在逐步降低,同时,有些产品中使用氢化植物油的量并不大,产品中反式脂肪酸的含量会很低。

　　根据 GB 28050—2011规定,当反式脂肪酸的含量不超过0.3克/100克时,可以标示为"0"。所以,反式脂肪酸含量标示为"0",并不代表一定不含有反式脂肪酸。其实,对于"0"标示产品是否含有反式脂肪酸,我们也不必过于纠结。

Knowledge
中国居民反式脂肪酸膳食摄入水平及其风险评估

　　中国居民通过膳食摄入的反式脂肪酸所提供的能量占膳食总能量的0.16%,远低于世界卫生组织建议的1%限值。

为什么有些谷物食品
吃起来很甜，实际却很咸？

　　除了食盐中含有钠以外，钠还以不同的形式存在于其他很多食物中，不要认为不咸的食物钠含量就比较低。通常，提到甜味食物人们只会想到高糖，很少会把甜味食物与高盐联系在一起，但实际上一些吃起来很甜的食物，钠含量也很高，需要我们关注。比如饼干、蛋糕等产品，其生产工艺需要添加含钠辅料，如碳酸氢钠、柠檬酸钠等，再加上制作过程中加入的盐分，这类甜味谷物食品也有可能进入高钠食品行列。下表就是某款甜口味面包的营养成分表。

营养成分表

项目	每100克	营养素参考值%
能量	1026 千焦	12%
蛋白质	9.7 克	16%
脂肪	4.2 克	7%
一反式脂肪（酸）	0 克	
碳水化合物	41.5 克	14%
钠	370 毫克	19%

标注"富含膳食纤维"的谷物产品选择也有讲究

膳食纤维有刺激肠道蠕动、降低肠癌的发生风险、调节胆固醇和血糖水平等作用,是对人体十分有益的第七大营养素。在谷类食品中,全谷物和杂粮豆的膳食纤维含量较高。现在市面上很多谷类产品都标注"富含膳食纤维",十分吸引消费者。

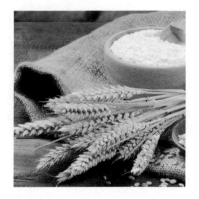

高纤维食品可能存在的问题

由于纤维含量高的食物口感会较差,为了改善口感,可能会在产品中加入大量油脂或其他辅料,有些辅料不仅不能增加营养,反而会导致摄入过多的糖分和脂肪。

如何选购高纤维食品

选购产品时不能只看营养声称,还应比较营养成分表,尽量选择膳食纤维含量高,能量、脂肪含量适宜的产品。

方便面包装上复杂的营养成分表你看懂了吗？

我们在选购方便面时可能会发现,有的方便面只有一个营养成分表,而有的方便面有好几个营养成分表,看上去有点复杂。这是因为我国标准规定,这类产品的营养成分表可以以两种方式标示。

营养成分表

项目	面饼		调料包	
	每份（85 克）	营养素参考值%	每份（24 克）	营养素参考值%
能量	1698kj	20%	491kj	6%
蛋白质	7.5	13%	3.7	6%
脂肪	16.1	27%	8.4	14%
碳水化合物	57.1	19%	6.9	6.9%
钠	748mg	37%	1315	66%

方式一

分别标示一整包方便面内每小部分的营养成分,例如标示面饼、粉包、酱包、油包各部分的营养成分表,或标示面饼、调料包两个营养成分表,这种将面饼和调料分开标示的方式虽然看上去比较复杂,但是方便我们了解各部分的营养成分,可以根据个人情况酌情选择加入多少。

方式二

标示一整包方便面内营养成分的平均含量,一般是分别检测面饼和各调料包的营养成分,再根据各自所占比例计算出整包方便面的营养成分数据。这种标示方法清晰易懂,一整包产品的营养成分有多少也一目了然。

主食与肥胖之间的误会

　　人们现在对主食有一种偏见,那就是认为主食能量高,吃了容易发胖,尤其减肥人士,更是对主食避之不及。其实这是对主食的一种误解,事实并非如此。

　　造成肥胖的主因是能量过剩,相对而言,脂肪比碳水化合物更容易造成能量过剩。

脂肪释放能量比碳水化合物多

　　脂肪释放能量的能力高于蛋白质和碳水化合物,1克脂肪可产生9千卡的能量,而1克碳水化合物和1克蛋白质分别产生4千卡的能量。

脂肪比碳水化合物更刺激食欲

　　人的饱腹感主要来源于富含碳水化合物的主食,特别是全谷物和粗杂粮,这些食物饱腹感更强,可以避免过多摄入能量,而富含脂肪的食物通常更能刺激食欲,容易导致能量摄入过多。

　　为了减肥而过分限制米饭、面食等主食的摄入,会导致通过膳食获取的营养不均衡,不利于身体健康。防止肥胖的正确做法是做到"吃动平衡",即控制总能量摄入,防止能量摄入大于能量消耗,保持能量平衡。减肥人士可以适当多吃粗粮、杂豆类、全麦食品等富含膳食纤维的主食,同时摄入一些其他低热的果蔬食物,这样既能丰富营养,也能控制能量摄入。

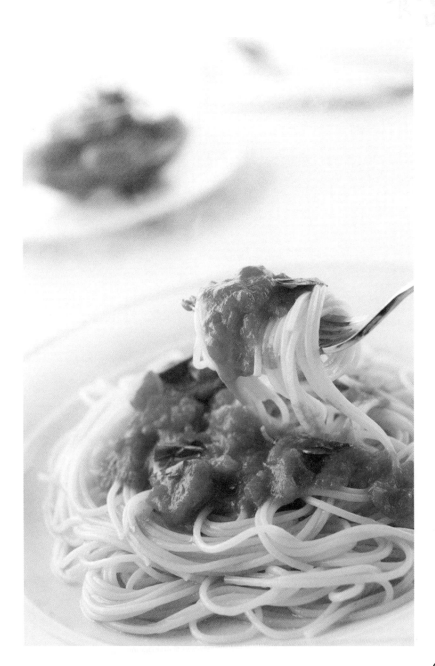

巧选果蔬制品

果蔬是平衡膳食的重要组成部分

在日常生活中,水果和蔬菜对于平衡膳食是非常重要的。从营养构成看,水果和蔬菜富含维生素、矿物质、膳食纤维和植物化学物质,是人体摄入微量营养素和膳食纤维的重要来源。同时,由于水果、蔬菜具有水分多、脂肪含量低等特点,有助于降低心血管疾病等慢性病的发病风险。

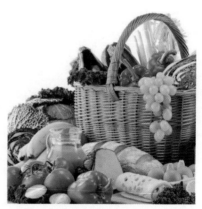

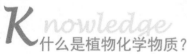
Knowledge
什么是植物化学物质?

在植物性食物中,除了含有已明确为营养素的成分外,还有许多其他成分,其中一些有一定生物活性的物质被发现有一定的保健作用,这些成分统称为植物化学物质。

蔬菜和水果可以互相替代吗？

有人认为蔬菜和水果可以相互替代，从而只吃蔬菜或者只吃水果，这种做法是不科学的。

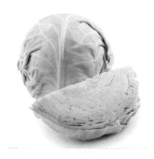

整体上看，多数蔬菜的维生素、矿物质和膳食纤维含量高于水果。

水果的碳水化合物、有机酸、芳香物质含量整体上多于蔬菜。

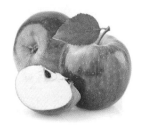

虽然水果和蔬菜在营养成分上有很多相似之处，但它们的营养价值并不完全相同，而是各有特点。所以水果和蔬菜不能互相替代，需要科学搭配。

水果味道美，营养选择有讲究

水果营养美味，种类繁多，不同种类水果的营养特点也有所不同，人们购买水果时可以根据个人喜好和水果的营养特点进行选择，如关注水果中糖、维生素C、胡萝卜素和花青素含量等。

 含糖量较高的水果

香蕉、椰子、枣、桂圆、雪梨等

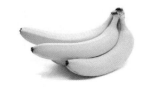

 含糖量较低的水果

草莓、柠檬、木瓜、樱桃等

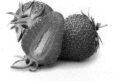

 维生素 C 含量较高的水果

鲜枣、橘子、橙子、柠檬、猕猴桃等

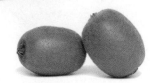

 胡萝卜素含量较高的水果

柑橘、芒果、木瓜等

花青素含量较高的水果

蓝莓、桑葚、葡萄等

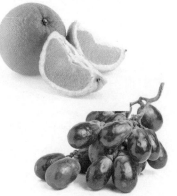

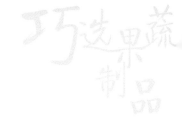

蔬菜种类多，
论营养各有千秋

我国蔬菜品种非常丰富，不同的蔬菜食用部位不同，颜色和形状也各不相同，营养价值也有很大差异，在选购蔬菜时，应该尽量做到品种多样化并科学合理搭配。

叶菜类

白菜、菠菜、油菜、卷心菜、苋菜、韭菜、芹菜等。叶类蔬菜富含维生素C、维生素B_2和矿物质。

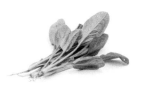

根茎类

胡萝卜、马铃薯、藕、甘薯、山药和芋头等。胡萝卜含有较高的胡萝卜素。藕和薯类蔬菜碳水化合物含量较高，食用这些蔬菜时应注意适当减少主食的摄入量。

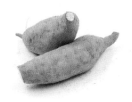

豆类

扁豆、豇豆、四季豆、刀豆等。豆类蔬菜相对于一般蔬菜含蛋白质、维生素B_1、维生素B_2和尼克酸较多。

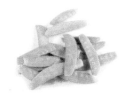

菌藻类

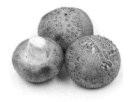

香菇、木耳、海带、紫菜等。菌类蔬菜富含蛋白质和多糖，藻类蔬菜富含碘。

K nowledge
根据颜色深浅选择蔬菜

蔬菜还可以根据颜色深浅分为深色蔬菜和浅色蔬菜。深绿色、红色、橘红色、紫色等深色蔬菜通常富含叶绿素、胡萝卜素、番茄红素、花青素等物质,可以在日常膳食中适量增加深色蔬菜的摄入。

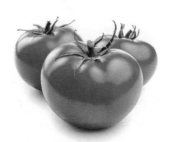

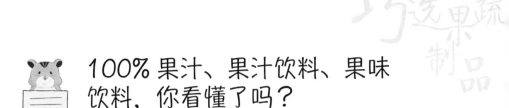
100% 果汁、果汁饮料、果味饮料, 你看懂了吗?

市面上"果类"饮料五花八门, 常见的有"100%果汁""果汁饮料""果味饮料"等, 虽然它们的名称类似, 但是实际差别很大。

Standard
国家标准对果蔬汁、100% 果蔬汁的定义?

GB/T 31121—2014《果蔬汁类及其饮料》定义:果蔬汁(浆)是以水果或蔬菜为原料, 采用物理方法(机械方法、水浸提等)制成的可发酵但未发酵的汁液、浆液制品;或在浓缩果蔬汁(浆)中加入其加工过程中除去的等量水分复原制成的汁液、浆液制品。只回添通过物理方法从同一种水果或蔬菜获得的香气物质和挥发性风味成分, 和(或)通过物理方法从同一种水果和(或)蔬菜中获得的纤维、囊胞(来源于柑橘属水果)、果粒、蔬菜粒, 不添加其他物质的产品可声称100%。

100%
果汁

"100%果汁"(纯果汁)包括原榨果汁和复原果汁。原榨果汁是以水果为原料直接榨取的果汁。复原果汁虽然不是原榨果汁, 但却是最接近原榨果汁的。这种果汁一般是用浓缩果汁添加适量水分使其还原成与原果汁成分比例相同的果汁, 通常这种果汁的配料表中只有水果浓缩汁和纯净水。

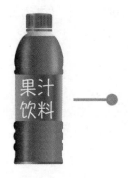

　　"果汁饮料",顾名思义,是一种含有果汁的饮料。这种饮料是在果汁或者浓缩果汁的基础上添加水、白砂糖、食品添加剂和食用香精等配料制成的。但并不是所有含果汁的饮料都可以称为果汁饮料,国家标准规定果汁饮料中果汁含量至少要达到10%以上。需要注意的是,不同的果汁饮料产品,果汁含量并不相同,甚至差别很大,购买时可以关注标签上关于果汁含量的标注。

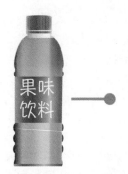

　　"果味饮料"与果汁的"关系"最小,是模仿水果风味的一种饮料。果味饮料主要由糖、甜味剂、酸味剂和食用香精为原料调制而成,水果味道主要来源于香精调配,其果汁含量低于5%,有些甚至可能完全不含果汁成分。

用喝果汁替代吃水果可取吗？

与新鲜水果相比,果汁具有食用方便、保质期长等特点。随着生活节奏的加快,有些人选择以喝果汁来代替吃水果,认为喝纯果汁摄入的营养跟吃水果一样,并且还更加方便。其实,从营养的角度来讲,喝果汁并不能完全替代吃新鲜水果。

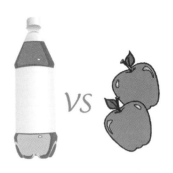

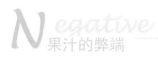

Negative 果汁的弊端

膳食纤维的损失

水果榨取果汁的过程并不能完全保留果肉部分,通常会损失水果中非常有营养价值的膳食纤维。

生物活性物质的损失

水果中的维生素和花青素等生物活性物质也容易在加工过程中产生损失。

不利于血糖的控制

吃水果需要时间来咀嚼和消化,而果汁含糖较多,喝了之后很快就被肠道吸收了,不利于血糖的控制。

所以,即使是原榨果汁或者100%果汁,其营养价值和新鲜水果还是有所不同。如果条件允许食用新鲜水果,还是不要完全用喝果汁代替。

为什么有的水果干制品
感觉有点油？

市面上常见的水果干制品有水果干、水果脆片等。不同的产品吃起来口感不太一样,通常水果干口感酸甜,水果脆片口感香脆,并感觉有点油,这种区别主要是加工工艺不同的缘故。

水果干

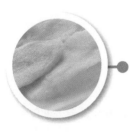

水果干是水果经过晒干、风干、微波烘干、真空冷冻干燥等干制过程制成的,干燥过程中糖分、蛋白质、脂肪、多种矿物质以及膳食纤维和一些不怕热的抗氧化成分、维生素会得到浓缩,维生素C等对热敏感的营养素会减少。真空冷冻干燥过程由于既没有加热,又最大限度减少了氧气的作用,对水果中维生素的保护较好。

水果脆片

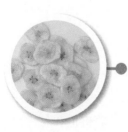

大多数水果脆片是经过真空油炸制成的,虽然颜色和口感都很受青睐,但是由于使用了油,产品所含的脂肪和能量就相对多一些。水果干脂肪含量通常只有1%左右,但水果脆片脂肪含量可高达10%～20%,消费者可以通过阅读包装上的营养标签找出水果脆片的具体脂肪含量。

果脯、蜜饯的甜味全部来自水果吗？

蜜饯是具有民族特色的传统食品，一些蜜饯食品口味酸甜、风味浓郁，具有生津止渴、增进食欲的效果，受到人们的欢迎和喜爱。

Standard
国家标准对蜜饯如何定义？

GB 14884—2016《食品安全国家标准 蜜饯》定义：蜜饯是以果蔬等为主要原料，添加（或不添加）食品添加剂和其他辅料，经糖或蜂蜜或食盐腌制（或不腌制）等工艺制成的制品，包括蜜饯类、凉果类、果脯类、话化类、果糕类和果丹类等。

根据国家标准对蜜饯的定义可以看出，蜜饯是包括果脯在内的一大类食品。

有些蜜饯类食品吃起来非常甜，这些甜味并不全是来自果蔬原料本身，有一部分是由于加工时加入了糖或蜂蜜。除此之外，有些蜜饯类食品吃起来还有点咸味，这是因为加工时加入了食盐腌制。这类食品的糖和盐的含量可能比较高，购买时关注营养成分表，适量食用。

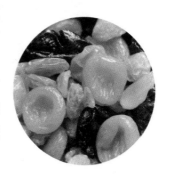

水果罐头和新鲜水果的营养有哪些区别？

　　随着新鲜水果供应的日益充足和人们营养观念的不断提升，曾经广受青睐的水果罐头渐失风采。罐头里的水果看起来跟新鲜水果差别并不大，为什么营养价值上却有所差异呢？这主要是由水果罐头的加工工艺决定的。

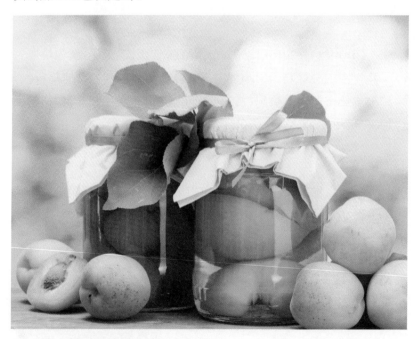

罐头的营养损失

　　水果罐头的最大特点是能够延长新鲜水果的保质期，延长保质期的原因主要在于水果罐头经过了加热灭菌。在灭菌过程中，维生素C等对热敏感的营养素会有所损失。

罐头的营养价值

　　虽然相对于新鲜水果,水果罐头加工过程中会有营养损失,但水果罐头并非没有营养,除了对热敏感的营养素之外,水果罐头还是保留了新鲜水果的大部分营养。需要注意的是,由于口感的需要,水果罐头可能会加糖调味,消费者可以通过营养标签关注碳水化合物摄入量。

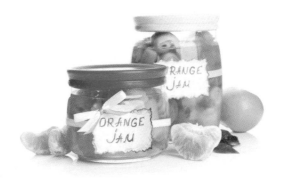

*K*nowledge
罐头具有应急功能

　　水果罐头具有保质期长、食用方便的特点,在抗灾储备和应急使用中功劳可是大大的哦!

关注酱腌菜产品中的钠含量

酱腌菜是人们喜食的调味副食品之一,很多人都有吃榨菜、咸菜、泡菜等酱腌菜的习惯。酱腌菜类食品经过腌渍,可能会存在高盐或高糖的问题,这类食品可以作为开胃小菜或者烹饪调味辅料,但不适宜作为主菜甚至替代新鲜蔬菜食用。

Standard
国家标准对酱腌菜如何定义?

GB 2714—2015《食品安全国家标准 酱腌菜》定义:酱腌菜是以新鲜蔬菜为主要原料,经腌渍或酱渍加工而成的各种蔬菜制品,如酱渍菜、盐渍菜、酱油渍菜、糖渍菜、醋渍菜、糖醋渍菜、虾油渍菜、发酵酸菜和糟渍菜等。

需要注意的是,有些酱腌菜产品上标示了"低盐""低钠"等,这样是不是就可以放开了吃,不用再担心钠摄入超标了呢?这里的低是一个相对概念,钠的摄入总量还跟吃得多少密切相关,所以不能因为这些标示就完全放松对数量的控制,还是要仔细查看营养成分表,确定合理摄入量。

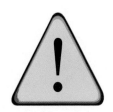

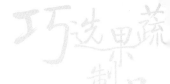

干制蔬菜营养价值很低吗？

虽然新鲜蔬菜供应充足的时候,食用新鲜蔬菜是最佳选择,但蔬菜干也有一定的营养价值,并且具备新鲜蔬菜不具备的一些口感。

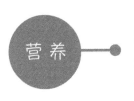

蔬菜干制品和水果干制品一样,在加工过程中确实会损失一些敏感的营养素,但是随着水分的蒸发,蔬菜中的膳食纤维、矿物质、不怕热的抗氧化成分及维生素也会被浓缩。

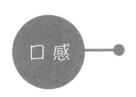

有些蔬菜干的吃起来酥脆可口,具备新鲜蔬菜不具备的一些口感。可以刺激食欲,食用量可能会有所增加,

不过同样要注意,像水果脆片一样,有些蔬菜脆片之类的零食为真空油炸产品,脂肪含量可能较高。

Knowledge
干制黄花菜有何益处?

有些蔬菜干制以后吃更好,如干制黄花菜加工过程可以去除黄花菜中的秋水仙碱,食用起来更放心。

巧选肉蛋制品

巧选肉蛋制品

 # 肉蛋制品是平衡膳食关注的重点

肉蛋制品是居民膳食中的主要动物源食品,营养价值非常高,但是过量食用也是对身体有害的。

P*ositive* 肉蛋制品的益处

这些动物源性食品含有丰富的蛋白质、脂类、脂溶性维生素、B族维生素和矿物质。并且这些食品中的蛋白质含量较高,氨基酸组成更适合人体需要,是人们饮食中优质蛋白的重要来源。

N*egative* 肉蛋制品的弊端

由于动物源食品中的脂肪含量较高,并且含有一定量的饱和脂肪酸和胆固醇,摄入过多肉蛋制品会引起肥胖,并增加患慢性病的风险。

随着人们生活水平的提高,肉蛋制品消费量不断上升,由此带来的慢性健康风险也逐步显现,肉蛋制品成为平衡膳食中关注的重点。《中国居民膳食指南(2016)》的核心推荐之一就是适量吃鱼、禽、蛋和瘦肉。

林林总总的肉与肉制品

肉的种类非常多,人们通常按照鲜肉的颜色,将肉分为"红肉"和"白肉"。"红肉"主要有猪肉、牛肉、羊肉等,"白肉"主要有禽肉、鱼肉、虾肉等。肉制品的种类则更加琳琅满目。

Standard

肉制品的种类有哪些?

GB/T 19480—2009《肉与肉制品术语》规定,肉制品包括腊肉、咸肉、肉松、肉干、肉脯、肉糕、培根、火腿、香肠制品等。

不同种类的肉制品不仅风味和口感各不相同,营养特性也有所差异。由于饱和脂肪酸摄入过多对健康不利,适量的不饱和脂肪酸对健康则有一定的保护作用,所以以畜肉为主的饮食结构中,可以适当增加鱼肉和禽肉,适量减少畜肉,使营养更加平衡。

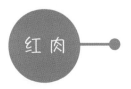

"红肉",即猪、牛、羊肉中铁含量丰富,并且其主要以血红素的形式存在,容易被人体吸收利用。红肉脂肪酸构成以饱和脂肪酸为主。

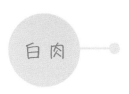

禽肉和鱼肉脂肪酸构成以不饱和脂肪酸为主,其中,禽肉以单不饱和脂肪酸为主,鱼肉以多不饱和脂肪酸为主。

关于肉的各种"丸"，你真的吃到肉了吗？

鱼丸、虾丸、牛丸等各种丸子制品深受消费者喜爱，吃了这些丸子就等于吃了相同分量的鱼肉、虾肉和牛肉吗？很多时候可能是我们想多了，虽然有些现制丸子的确是真材实料，但是更多的丸子产品可能含肉很少或者没有肉。

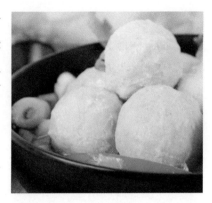

不过这些丸子并非一无可取，只是可能不是你想象中的那个"肉丸子"。如果你吃的"肉丸"没有肉，也许它属于仿生食品。仿生肉制品大多是用大豆蛋白加淀粉混合挤压而成的，虽然跟肉含量较高的肉丸营养不同，但通常富含大豆蛋白并且脂肪含量较低。可以通过食品标签和营养标签识别各种不同的"肉丸"，了解其配料组成和营养特点。

Knowledge
什么是仿生食品？

仿生食品是通过食品技术手段用普通食品模拟天然食品的营养、风味或形状而制成的食品。仿生食品的诞生，扩充了食物资源，同时也满足了消费者的不同需求。

肉制品里的碳水化合物从哪儿来的？

各种鲜肉原料本身的碳水化合物含量较低,如果你认为肉制品中碳水化合物含量也没啥差异那可就粗心了哦!

营养成分表

项目	每 100 克	营养素参考值%
能量	2269 千焦	27%
蛋白质	8.0 克	13%
脂肪	31.5 克	53%
一反式脂肪（酸）	0 克	
碳水化合物	56.7 克	19%
钠	200 毫克	10%

实际上不同的肉制品碳水化合物含量可能差别较大,有的可能为"0",而有的可能达到10%以上。肉制品中的碳水化合物含量主要取决于是否使用了富含碳水化合物的配料,有的肉制品加工过程中会使用糖和淀粉等配料,这些配料用得越多,产品中碳水化合物含量就会越高。

肉制品也能做到低脂吗？

富含脂肪是肉类的营养特点之一,近年来市场上出现了声称低脂的火腿,这个低脂的声称靠谱吗?

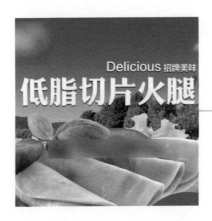

靠不靠谱还是要看营养成分表中的脂肪含量,GB 28050—2011规定,每100克固体食品中脂肪不超过3克就可以声称低脂肪,如果满足这个要求那就是靠谱的声称了。

不过为什么肉制品的脂肪含量可以这么低呢? 这主要是为了满足低脂肪的消费需求,在肉制品的生产过程中使用了一些脂肪替代物替代了肉制品里的部分肥膘,从而有效地降低了脂肪含量并保持了较好的口感和风味。

买肉制品除了看脂肪含量还应该关注什么？

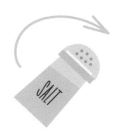

很多人都会担心吃太多肉制品脂肪摄入增加会发胖,你有没有想过吃太多肉制品后盐也有可能会超标呢?

肉制品中为什么添加盐?

很多肉制品加工过程中食盐是常见且必需的调味料。盐在肉制品中可以起到抑制微生物增殖、形成特征风味、提高肉制品持水性和助色等作用,特别是传统加工肉制品普遍含盐量较高。

消费者应该如何做?

这并不是说我们没法享用这些美食了,在选择这些肉制品时,可以认真看看营养成分表中的钠含量,以帮助你在品尝美味的同时合理地控制钠的摄入量。

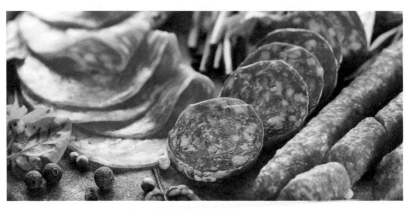

超市里包装好的生鲜肉蛋产品为什么没有营养标签？

消费者学会了看营养标签,选购有包装的食品时会习惯地找到营养成分表看一看,但购买包装好的新鲜肉、鱼和蛋类产品时,却找不到营养成分表,不免会心生疑问。

这是因为生鲜产品由于品种、地域和种养殖环境不同,其营养素含量变化范围大,而运输、储存过程中由于水分流失等原因,其营养素含量波动也较大,所以营养标签标准将预包装生鲜食品列入可以豁免强制标示的范围,也就是允许不标示营养标签。

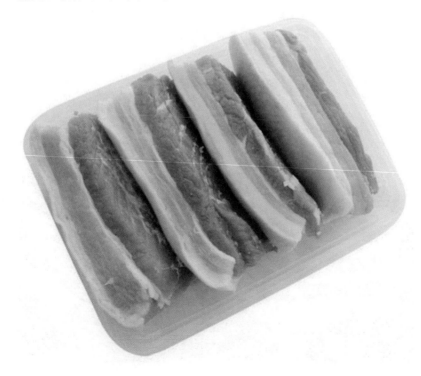

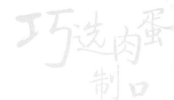

蛋的营养与常见产品

Standard
蛋制品都有哪些种类？

根据GB 2749—2015《食品安全国家标准 蛋与蛋制品》，蛋制品是指以鲜蛋为主要原料，经去壳、加工处理、脱糖、干燥、冷冻等不同工艺制成的食品。蛋制品包括液蛋制品、干蛋制品、冰蛋制品、再制蛋。我们生活中最常购买和食用的为再制蛋，如皮蛋、咸蛋、咸蛋黄、糟蛋、卤蛋等。

众所周知，蛋类是非常有营养的一类食品，很多人认为蛋类之所以有营养是因为富含蛋白质，其实蛋类不仅富含蛋白质，还含有丰富的维生素和矿物质等微量元素。

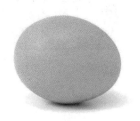

Knowledge
蛋黄比蛋清营养丰富吗？

人们常说蛋黄比蛋清有营养，蛋黄的营养价值高于蛋清的主要原因就是蛋黄中所含的维生素和矿物质种类齐全，并且还是磷脂的良好食物来源。

"无铅"皮蛋真的不含铅吗?

传统工艺生产皮蛋的过程中需要加入含铅物质,生产的皮蛋中铅含量比普通食品要高,让很多人对食用皮蛋望而却步。而目前市面上的皮蛋产品多标有"无铅"字样,是不是说明这些皮蛋产品完全不含有铅呢?

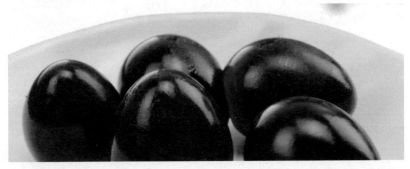

GB/T 9694—2014《皮蛋》规定皮蛋需采用无铅工艺生产,皮蛋含铅量必须在0.5毫克/千克以下,所以准确的说法应该是表示这些皮蛋使用了无铅生产工艺,而不是说绝对不含有铅。皮蛋中铅含量在0.5毫克/千克以下,就意味着铅含量与日常食用的鱼、肉、豆腐相当,因此,对于一般成人,可以适量食用。

Knowledge
孕妇和儿童要特别注意皮蛋食用量

对于孕妇和儿童,由于其对铅的吸收率是普通人群的3~5倍,吸收率可高达50%,为避免万一吃到不是无铅工艺加工的皮蛋,建议这两类人群对皮蛋最好"限制食用",少吃或者不吃。

咸鸭蛋到底有多咸？

咸鸭蛋的一个"咸"字已经突出了其含盐量高的特点，很显然，吃咸鸭蛋的时候需要我们格外关注盐的摄入量。虽然用嘴尝一尝也可以知道一个咸鸭蛋是有点咸还是很咸，但是查看营养成分表能够找到更为准确的答案，并且根据占营养素参考值的百分比可以大致估算一下吃多少比较合适。

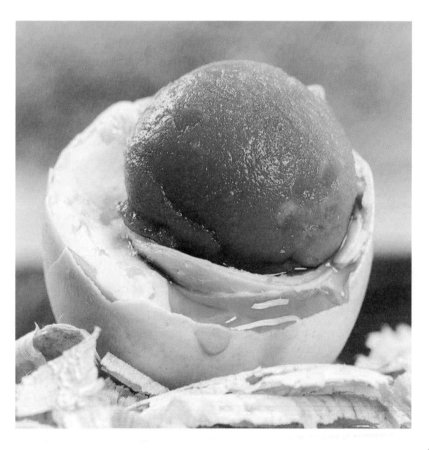

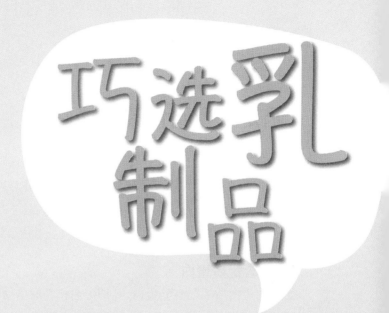

巧选乳制品

奶是平衡膳食的加油站

奶类含有蛋白质、脂肪、碳水化合物、矿物质和维生素等多种营养,其不仅营养组成丰富,并且所含营养易于消化吸收,是天然食品中营养价值极高的一类,因此被人们认为是"接近完美的食品"。

奶中含优质蛋白

奶中的蛋白质主要有酪蛋白、乳清蛋白和乳球蛋白,其中乳球蛋白与机体免疫有关。奶中所含蛋白质属于优质蛋白,消化吸收率接近90%。

乳脂肪容易消化吸收

乳脂肪是奶的浓郁奶香和丝滑口感的主要来源,在奶中以微粒状态的脂肪球形式存在,呈高度乳化状态,容易消化吸收。

乳糖促进矿物质吸收, 有利肠道健康

奶中的碳水化合物主要是乳糖,乳糖能够促进钙、铁、锌等矿物质吸收,并能促进肠道乳酸菌生长,抑制腐败菌的生长。

奶中富含矿物质和维生素 B 族

奶类富含钙、磷、钾等矿物质,并且是B族维生素的良好来源。

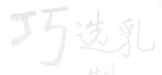

牛奶包装上的"3.4g乳蛋白"是什么意思？

在选购牛奶时，有时可以看到包装上标注了"3.4g乳蛋白"或"3.6g乳蛋白"的字样，这些字样是表示100毫升牛奶中的蛋白质含量。由于牛奶中的蛋白质属于优质蛋白，所以人们通常将蛋白质含量作为反映牛奶质量的重要指标。

营养成分表		
项目	每100ml	NRV%
能量	309 KJ	4%
蛋白质	3.6 g	6%
脂肪	4.4 g	7%
碳水化合物	5.0 g	2%
钠	65 mg	3%
钙	120 mg	15%

有些牛奶包装上并没有这样的字样，那怎么了解这些牛奶的蛋白质含量呢？蛋白质是营养标签强制标示的核心营养素之一，即便包装上没有在显著位置单独标出蛋白质含量，也可以通过营养成分表找出牛奶的蛋白质含量。

之所以在显著位置上单独标出蛋白质含量，主要是商家为了突出所售牛奶的营养特点和卖点。

脱脂乳、低脂乳、全脂乳，哪一种更好？

从名称上可以简单辨别，脱脂乳、低脂乳和全脂乳的差异主要在于脂肪含量，这个含量差别到底有多大呢？一般鲜奶中脂肪含量为3.0%~3.5%，营养标签标准规定每100毫升液体中脂肪含量≤1.5克可以声称低脂，市面上低脂乳的脂肪含量一般为0.5%~1%，而脂肪含量≤0.5%时则可以声称脱脂乳。

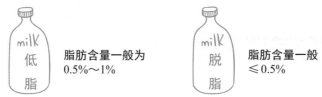

脂肪含量一般为
0.5%~1%

脂肪含量一般
≤0.5%

人们常常担心摄入脂肪会发胖，认为脂肪含量相对较低的低脂乳或脱脂乳更加健康，这种观点其实并不全面。

脂肪并不是越少越好

脂肪对于人体健康必不可少，并不是越少越好，饮用一盒250毫升的纯牛奶摄入的脂肪含量通常仅占健康成人全天所需脂肪摄入量的15%左右，所占的比例并不高。

脱脂工艺损失维生素，降低口感

脱脂乳或低脂乳在加工过程中都要经历脱脂工艺，随着脂肪的脱去，脂溶性维生素也会大大减少，并且由于脂肪含量降低，口感也会变差，可能会添加其他配料来优化口感。

因此，虽然脱脂乳和低脂乳与全脂乳相比，由于脂肪含量减少，热量值和胆固醇含量有所降低，但并不适合所有人，除非你真的需要控制脂肪和胆固醇的摄入量。到底选择什么样的奶来喝，还是要根据个人营养需求来考虑。

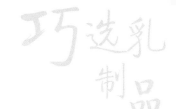

都说牛奶能补钙，
看看到底补了多少？

喝牛奶能补钙已经不是一个秘密，人们喝牛奶时最常说的一句话就是"多喝牛奶补补钙"。没错，牛奶的确是人体摄入钙的理想食物来源。

牛奶之所以是补钙能手，不仅仅是由于含钙量丰富，还在于奶类所含的维生素D、磷、乳糖及氨基酸等能促进钙的吸收，使得钙的吸收利用率较高。

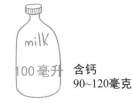

含钙
90~120毫克

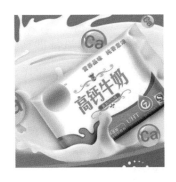

钙并不是营养标签标准强制要求标示的营养素，因此，在奶的营养成分表中有可能能找到钙含量，也有可能找不到钙含量，但这都不影响奶是含钙丰富的食物。市面上有一些高钙奶，这些高钙奶通常是加入了乳矿物盐来增加牛奶中的钙含量，使100毫升牛奶中的钙含量达到营养素参考值的15%及以上，声称高钙的奶必须在营养成分表中标示钙含量。

乳糖不耐受还能喝奶吗？

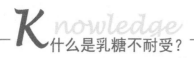
什么是乳糖不耐受？

奶中的碳水化合物以乳糖为主,乳糖需要在乳糖酶的作用下分解后才能被人体吸收。有的人由于体内缺乏乳糖酶,食用牛奶后没法消化分解乳糖,会出现胃胀气、腹泻等症状,我们通常称之为乳糖不耐受。

为了满足乳糖不耐受人群的消费需求,市场上推出了低乳糖或无乳糖奶制品。这类产品通常可以在包装上找到低乳糖或无乳糖字样,也可以在营养成分表中找到乳糖含量的标示。除了选择低乳糖或无乳糖产品之外,乳糖不耐受者还可以通过少量多次饮奶、避免空腹饮奶和适量喝酸奶来减轻乳糖不耐受的症状。

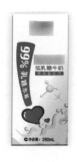
每 100 克或每 100 毫升产品中含乳糖≤2克

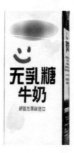
每 100 克或每 100 毫升产品中含乳糖≤0.5克

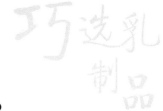

同样是牛奶，
为什么保质期差别很大？

如果经常买牛奶，你可能会发现有的牛奶摆放在超市的冷藏货架上，并且保质期很短，一般不超过一周；有的牛奶则可以常温存放，并且保质期较长，有的可以长达几个月。之所以有这种区别，是因为牛奶的灭菌工艺不同。

巴氏杀菌乳

巴氏杀菌乳的灭菌温度较低，灭菌的主要目的是杀灭致病微生物。由于巴氏杀菌的温度不高，经过巴氏杀菌的奶中仍然会有耐热菌等细菌存活，所以巴氏杀菌奶不是商业无菌产品，运输、销售、存储等各个环节都必须有冷链，并且保质期较短。

灭菌乳

灭菌乳的灭菌温度较高，几乎可以杀灭奶中的所有微生物，经过无菌灌装可以达到商业无菌。因此，灭菌乳运输、销售、存储等各个环节不需要冷链，在常温下就可以有较长的保质期。

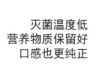
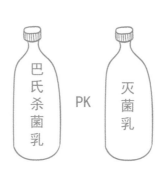

灭菌温度低
营养物质保留好
口感也更纯正

PK

可以常温贮藏
保质期更长
储存和携带方便

酸奶、奶酪和牛奶营养有什么不同？

除了喝牛奶,人们经常食用的奶制品种类还有酸奶和奶酪,喝酸奶、吃奶酪跟喝牛奶有什么营养区别呢?

酸奶 & 牛奶

从营养成分表上来看,牛奶和酸奶的核心营养素含量差别不大。

酸奶中常会加糖等辅料调和口感,碳水化合物含量比一般的纯牛奶略高。

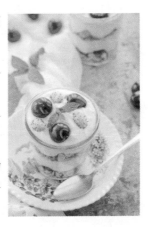

酸奶是一种发酵奶制品,部分营养成分在发酵过程中经过分解,更易于消化吸收,

乳酸菌中的乳酸杆菌和双歧杆菌是肠道益生菌,可以抑制腐败菌的生长,有利于健康。

奶酪 & 牛奶

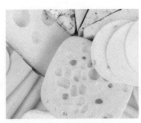

奶酪也是一种发酵的奶制品,与液态的牛奶相比,奶酪已经浓缩成近似固体的食物,其营养物质也被大大浓缩,这就是奶酪和牛奶的营养成分表显著不同的重要原因。

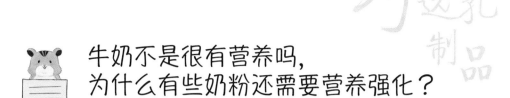

牛奶不是很有营养吗，
为什么有些奶粉还需要营养强化？

牛奶很有营养，但是动物乳的营养构成最适合其幼仔的生长发育。虽然牛奶可以提供许多人体必需的营养素，但是并不能完全满足人体，特别是孕妇和婴幼儿等特殊人群的营养需要。

调整蛋白构成，更加接近母乳

比如牛奶中的酪蛋白与乳清蛋白的构成比与人奶恰好相反，婴幼儿配方奶粉中需要添加乳清蛋白来使其构成更接近母乳。

添加微量元素，满足人体需要

再比如牛奶中铁含量很低，不能满足人体需要，奶粉中可能会添加铁，以调整其铁含量。

所以，在生产配方乳粉时，会通过添加其他辅料、添加功能性成分或强化矿物质和维生素等调整奶粉的营养组成，使其适合特定目标人群的营养需求。这就是孕妇奶粉和婴幼儿奶粉的营养成分表更加复杂，标示的营养素种类更多、更加详细的原因。

营养成分		每100克奶粉 平均含量	每100毫升奶液 平均含量
能量 Energy	千焦KJ	2128	287
蛋白质Protein	克 g	11.0	1.5
60%乳清蛋白 60%Whey	克 g	6.6	0.89
一乳白蛋白 —lactalbumin	克 g	1.6	0.22
40%酪蛋白 40%Casein	克 g	4.4	0.59
脂肪 Fat	克 g	27.0	3.6
亚油酸Linoleic Acid	毫克 mg	5500	743
一亚麻酸 —linolenic Acid	毫克 mg	900	122
二十二碳六烯酸 DHA	毫克 mg	70	9.5
花生四烯酸 AA	毫克 mg	140	18.9
碳水化合物 Carbohydrate	克 g	54.0	7.3
膳食纤维 Dietary Fibre	克 g	3.0	0.41
低聚半乳糖 GOS	克 g	3.0	0.41
牛磺酸 Taurine	毫克 mg	35	4.7
核苷酸 Nucleotides	毫克 mg	23.0	3.1
维生素A VitaminA	国际单位IU	1600	216
维生素D VitaminD	国际单位IU	330	45
维生素E VitaminE	国际单位IU	11.3	1.5
维生素K₁ Vitamin K₁	微克 ug	40	5.4
维生素B₁ Vitamin B₁	微克 ug	450	61
维生素B₂ Vitamin B₂	微克 ug	1200	162

营养成分		每100克奶粉 平均含量	每100毫升奶液 平均含量
维生素B₆ Vitamin B₆	微克 ug	400	54
维生素B₁₂ Vitamin B₁₂	微克 ug	1.9	0.26
烟酸Niacin	微克 ug	4800	648
叶酸Folic Acid	微克 ug	>60	>8.1
泛酸Pantothenic Acid	微克 ug	2600	351
维生素C VitaminC	微克 ug	>60	>8.1
生物素Biotin	微克 ug	21	2.8
胆碱Choline	毫克 mg	95	13
肌醇Inositol	毫克 mg	35	4.7
钙 Calcium	毫克 mg	420	57
磷Phosphorus	毫克 mg	280	38
铁Iron	毫克 mg	8.0	1.1
锌Zinc	毫克 mg	4.5	0.61
锰Manganese	微克 ug	>45	>6.1
钠Sodium	毫克 mg	156	21
钾Potassium	毫克 mg	550	74
镁Magnesium	毫克 mg	50	6.8
铜Copper	微克 ug	420	57
氯Chloride	毫克 mg	350	47
碘Iodine	微克 ug	30~150	4.1~20.2
硒Selenium	微克 ug	>6.0	>0.8

某品牌婴儿配方奶粉营养成分表

纯牛奶、乳饮料和调制乳，你选对了吗？

看见产品名称中有"奶"或"乳"的字样就认为自己喝到了牛奶的营养，有时候你可能误解了。市面上口味众多的液体含乳产品通常令人眼花缭乱，仔细分辨起来大概可以归为3大类，即纯牛奶、乳饮料和调制乳。

纯牛奶

纯牛奶是仅以生牛乳为原料通过杀菌或灭菌工艺制成的，奶的含量为100%，含有的营养成分完全来自于天然牛奶。

乳饮料

乳饮料是以乳或乳制品为原料，加入水及适量辅料经配制或发酵制成的饮料制品。相对于纯牛奶，乳饮料中奶的营养成分大打折扣。

Standard
乳饮料中乳蛋白含量多少？

GB/T 21732—2008《含乳饮料》规定，每100克配制型含乳饮料和发酵型含乳饮料中乳蛋白含量不应低于1.0克，每100克乳酸菌饮料中乳蛋白含量不应低于0.7克。

调制乳

调制乳是以生乳或复原乳为主要原料,添加其他原料、食品添加剂或营养强化剂,采用适当的杀菌或灭菌等工艺制成的,奶的含量不低于80%。调制乳的类型主要有营养强化型、风味型和营养素调整型。调制乳因其丰富的口味和较高的乳含量而广受欢迎。

❄ 营养强化型主要是添加维生素、矿物质等营养强化剂进行营养强化,如高钙奶。

❄ 风味型主要是添加糖或风味物质改变口感,如咖啡奶、可可奶等。

❄ 营养素调整型主要是通过调整牛奶中的营养素结构使其适合特定消费群体,如低乳糖奶。

图书在版编目（CIP）数据

营养小标签 健康大学问 / 郭林宇，李江华主编 . —北京：
中国标准出版社，2018.3
（"识标准 知生活"全民标准知识普及丛书 / 中国标准出版
社组织编写）
ISBN 978-7-5066-8862-8

Ⅰ . ①营… Ⅱ . ①郭… ②李… Ⅲ . ①食品营养－普及读物
Ⅳ . ① R151.3-49

中国版本图书馆 CIP 数据核字 (2017) 第 300387 号

中国质检出版社
　　　　　　　　　　　　　　　出版发行
中国标准出版社
北京市朝阳区和平里西街甲 2 号 (100029)
北京市西城区三里河北街 16 号 (100045)
网址：www.spc.net.cn
总编室：(010)68533533　发行中心：(010)51780238
读者服务部：(010)68523946
中国标准出版社秦皇岛印刷厂印刷
各地新华书店经销
＊
开本 880×1230 1/ 32　 印张 3.625　 字数 78 千字
2018 年 3 月第一版　 2018 年 3 月第一次印刷
＊
定价　20.00　元